人生いろいろ

JN058594

柏木ひろし

人生いろいろ

歳を重ねるごとに、体力の維持に関心が強くなり、健康への意識も徐々に増す中で、ジョギングや、ウォーキングと、体を動かす努力が始まる。

そんな中サプリメントの、宣伝が気になりだしてくる、いろいろ試すが効果のほどは、十人十色で理解しにくいものが多いように思う。気休め程度に受け止めているが、加齢とともに精神的にも、他人の死や、筋力の衰えにより弱くなっていくことを実感してくる。加齢による体力の変化に伴って、私などは七十三歳で、脊柱管狭窄症による影響で、手足のしびれが徐々に進行しました。当然動きが思うようにいかなくなり、歳だからと諦めていましたが、若い頃の思い出が脳裏をかすめ、自分を励まし行動しようとするが、筋肉痛や怪我のもとになったりする。無理の無い様に心しているが、若い時のような効果は上がらない。続けるのがしんどくなる。骨も、軟骨が減り、悔しいが歳相応の動きになってしまう。仕方のないこととして受け入れていくしかないのだろう。

食生活も現在は、身近に情報も多くあり助かってはいる。然しいろいろな情報の中で何が自分に適当なのか迷ってしまうものだ。食事の配慮といっても毎日のこと、栄養や料理に対する知識や健康管理を、たとえ頭で大体わかっているつもりでも、普段の生活で実践して行くのは、それなりの努力が要求されるのではないだろうか。楽しみながら実践して行く工夫も考えてみたい。少しずつ徐々に慣らしていければと思います。

まあそれでも忘れていくのも多く色々です。管理栄養士さんの話など聞いているると、なるほどと感心するばかりです。やらなきゃと決意も、いつかどこかで、気長にと考えています。

血圧の注意に塩分の管理がよく言われます。平均で十グラムと取りすぎ傾向があるようです。まぁ八グラムくらいを目指して、でも血圧の高い人は六グラムを目標にとあるらしい。毎日の食生活の中で、塩分の摂取状況を把握していくのは、習慣化している食生活の中で、容易なことではありませんが徐々に慣れていくのが望ましいのでは。

加齢とともに厄介なのが、トイレの回数が増えたり、飲み薬が自然と増えていませんか。細胞が自然と弱っていき、いろいろなホルモンの分泌も低下していきます。自然なことなのですが、ただ漠然としていると、老化にも加速度がつくのではないでしょうか。歳だからと思いながらも、健康を意識して脳トレなどにも積極的に取り組んではいかがでしょう。合理性ばかりでなく面倒に思えても、何かしらの意味があるものです。いくつになってもチャレンジ精神は必要ですね。諦めてしまえば進展はしません。

買い物などで小銭の取り扱いがつい面倒になり、カード決済や、スマホを利用すると、大変便利ですが、慣れは怖いもので、忘れてきたときに現金で受け渡しをしたら、細かい小銭の計算が面倒になり、後で考えたら使い方を工夫できれば、小銭が増えなくて済んだのを悔やみました。頭で計算しながら効率の良い、財布の状態を維持してはどうでしょう。

コロナの影響を受けやすい高齢者ということもあり、気を付ける中で、オレオレ詐欺に騙される、お年寄りが後を絶ちません。大金を簡単に手渡す金持ちが多いのも驚きです。電話一本で相手を確認もせず信用してしまう。金額も数千万とびっくりします。自分は絶対に騙されないと自信を持っていた人が、訳も分からずに騙されています。騙すのが悪いのですが、だましの手口が随分巧妙になって来ています。警察官、役所の職員、消防署、税務署、その他かなり悪質な手口に進展しているようです。騙されるお年寄りが後を絶ちません、絶えず注意する心掛けが必要になるようです。

私は定年退職後、しばらく間が開いてしまい、就活も六十八歳の条件ではかなり難しく、何をしていいのか解らなくなりました。でも年金だけでは生活できないので、午前中の二時間だけの、マンションの掃除をさせて頂いていますが、収入面で不満があるのですが、時間はあるので就活を続けながらと思い、全く経験のない仕事でしたが、一人仕事でしたから、気持ちは楽であり、それなりに遣り甲斐もありました。自分がそこに住んでいる立場だったら、どこの汚れに目が行くのか、男と女の判断の差による、汚れの感じ方もあるのではと、汚れを探しては磨きをかけていました。もちろん会社からも、毎月、今月の重点項目として何点か掃除するように指示はあり勉強になりました。

定年が七十歳でしたが、雇用延長で七十五歳までと、ズルズルとこのままでいいのか考えることが多い中、七十三歳の時に、二年ぐらい前から気になっていた、足のしびれが酷くなり、病院で検査した結果、脊柱管狭窄症と言われ、暫くは薬で様子を見たのですが、効果がなく手術をすることになり、二週間の入院ということで、三日間余分に休暇を頂いたのですが、退院が六月の初旬で、非常に暑い時でした。三か月はコルセットをして下さいということでしたので、家での生活でもいろいろ制限があり、動きにくく、少し動くと汗で、下着がびっしょり。仕事にならないと思い、会社に休暇の延長を相談しましたが、会社としては、困るので検討しますという返事でした。翌日、私の方から退職しますと伝えました。午前中の二時間だけの仕事でしたから、悔いも少なく諦めました。生活面でも辛さは相変わらずの中、リハビリに専念しています。

やがて十月になり以前にも指摘は受けていたのですが、頸椎にも神経の通り道に狭窄があり、足のしびれにつながっていることも考えられるという事で、手術をする事になり、三週間の入院生活が始まりました。生きた心地がしない辛い入院でしたが、足のことを考えると我慢の一言です。退院と同時に痛み止めの薬が変わり、胃に負担の少ない薬という事で、良かったのかなと思っていたのですが、効果が弱い薬と、ほかの病院で知り、非常に辛い生活が始まりました。首から両肩に激しい痛みが、座っても立っていても駄目です、横になると楽になりどうなるのか不安でいっぱいでした。首にはカラーと言う首輪をつけての生活、三十分ぐらいの買い物でも、帰宅すると痛みが強く横にならないと耐えられない生活が続き、カラーはひと月で外しましたが、辛い痛みは結局三か月に及び、徐々に弱くなったのですが、首と両肩の筋肉がとても固くなり、横を向いたり、目薬を差すときに上手にいかないことが多く、髭剃りも顎が上手く上がらず苦労の毎日です。先生はリハビリをと言いますが、半年が過ぎた今も、首と両肩の違和感が消えず、苦労していますが、肝心の足のしびれと、足裏の違和感に改善がなく、手術の判断は適正だったのか、考えても仕方ないのですが回復はいつの日かと思ってリハビリをしています。

今年になって四月に白内障の手術を行なう事になり、老化の思いが強くのしかかってきたようでした。手術も無事終わりましたが、想像していたより、見え方が余り良くなく、こんなものなのかと思いました。

仕事もしなければと、求職活動をしていますが、七十四歳の私には、かなり狭き門のようです。求人のある広告では、七十五歳まで働けますとありましたが、内容を見ていくと、七十歳が定年で、雇用延長して七十五歳まで働けます。応募は七十未満の方。私は肩を落としました。

そこでシルバー人材センターに申し込むことにしましたが、指定された、日程の説明会を予約して、参考にと思い、月収はおおよそどの位と尋ねましたが、今は仕事が少ないので、予想ができません。説明会の日までいろいろ考えているうち、説明会の参加をやめてしまいました。ネガティブなことばかりで、気の重い日々です。フレイルの始まりでしょうか。

皆さんは、定期的に健康診断を受けていると思いますが、会社員の人、自営業の人、その他いろいろあると思いますが、定年退職したりすると、健康管理もおろそかになりませんか。若い世代程、健康ということを考えたり、意識することは少ないと思います。普段と調子が違ったり、病気になると初めて、健康のありがたさに気付かされます。然し回復してよくなると忘れてゆきます。忘れるから良いのですが、反省点は心しておく必要があるのではないでしょうか。空気の存在と同じようで、あまり気に留めなくなります。然し年齢とともに体も成長して、さまざまに変化していきます。個人差はありますが、加齢と共に、問題無いと思っていた血圧が、安定しなかったりと徐々にですが、胃、肝臓、心臓、腎臓、膵臓、大腸、小腸、胆嚢、膀胱、肺、血管、神経、そのほかにもいろいろの疾患が有りますが、気になりだしたりすることが増えてくるように思います。そしてやがて薬の服用や通院、手術などと必要に迫られて健康に対する意識が高まるのではないでしょうか。問題のない時でも普段から、注意を心掛けているのが理想かもしれませんが、現代は情報があふれていますので、気を付けている人も多いはずですが、気まぐれな病気のことですから難しいことかもしれません。検査でびっくりなんてことも多いのではないでしょうか。

多くの情報のもとに健康に良いとサプリメントの宣伝も激しくなる中、一部の苦情では、服用する種類が増えて、何を服用したら適当なのか、悩みも多いようです。私も一度、近所のかかりつけ医に聞いてみました。するとその先生は、そんなに効果があるならば薬になっていますよ、と言われたことがあります。思うに精神的な癒し効果があればほどほどにして、バランスの取れた食事を心がけたほうが良いのではないでしょうか。今はテレビやスマホ、パソコンで情報はとりやすく大変助かります。先日もある食品を、どんな食べ方をしたらと思い、パソコンで検索すると丁寧なレシピが紹介されていて、楽しいやら難しいやらでしたが、参考になりました。

私も二十歳の頃は、胃腸が弱いためか運動しても、思うように筋肉がつかず太れませんでした。毎日の様に腹筋運動、腕立て伏せ、懸垂などをしては体を鍛えようと努力したのですが、効果は弱くほとんどありませんでした。胃腸が弱い事で不安もあり病院で検査も受けましたが、異常はありませんでした。そこで私は栄養の取り方について興味を持ちました。どのようにどんな栄養を取れば効率が良いのかを考えていました。しかし具体的な知識は全くなく、素人の私にはかなり難しいことだと考えました。そこで私は将来の仕事を考えて、何か資格を取ることにしたのです。栄養士の資格を取ると決めました。栄養専門学校に通い資格は取りました。然し痩せている人が健康的に太ることは、計画的に時間も必要で簡単ではないと痛感しました。具体的に栄養の吸収能力を上げるにはどうしたらいいのか、先ず腸を強くするにはから始まる、良質の蛋白質を上手に無理なく取れる食事、献立が必要になる。魚とか大豆製品、鶏肉、その他いろいろありますが、消化吸収の良い形が要求されます。消化吸収と言っても、個人差を考えると一概には決められない難しさがあります。献立を作成しても食べ物だけでは無理なので、大切な運動も併用して考える必要があります。なかなか難しいマニュアルが有っても行動する努力が要求される。ところが私の場合は、あまり努力はせずに、筋力と体重を付けることができました。と言っても大げさなものでなく、夏の暑い日に夕食をとっていて、暑さのせいか食欲がなく困っていたのですが、二人の兄が冷たいビールを美味しそうに飲んでいるのを見て、私はそれまで飲んだことはありましたが、美味しいとは思ったことがなく、苦くて美味しくないと思っていましたが、あまりの暑さに、少しだけと言って頂きました。処がまずいと思っていたはずのビールが驚くほど美味しかったのです。量も増えまして、食は進むし、こんなに食べて大丈夫かと心配もしましたが、翌日からは快食快便、そして運動しても筋肉がついてくるのが実感できました。こんな些細なことでこんなに嬉しかったことも奇遇なことでした。思うにビール酵母が消化を助け、適度なアルコールが緊張をほぐし良かったのではと思っています。

然し其れから暫くたちますが、何事も過ぎたるは及ばざるがごとしで、今では加齢とともに健康を守るという位置に、六十代では、お腹ぽっこり派になりビールも控えるようになりました。たまに飲みたい時も、焼酎を少々頂きます。歳を重ねていくに従い歳相応になってゆくのかも知れません。若い時は無理も利きますが注意も肝要かと思います。食事の量のコントロールが甘くなり、注意が必要と反省しています。

これは五十五歳の時の話。近頃は少々体重オーバーでして、健康へのきっかけとして、軽めのジョギングを始めましたが、すぐふくらはぎが痛くなり歩く始末。でも繰り返しているうち足も慣れてきたのか、歩かないで走ることが出来るようになりました。走った翌日は足が軽い感じがいいですね。呼吸も楽になったようです。私の母は糖尿病がありました。遺伝もあるので私たち兄弟も気を使って生活しています。今の所、発症兆候はありませんが注意していきたいと考えています。母とは生活が別でしたので、多少の助言をした程度で、実生活では本人の努力もありましたが、思うようにいかない難しいことが多くあったように思います。やはり甘いものが好きなんですね、人知れず大福など食べていました。

昔は糖尿病の食事というと、献立自体見るからにみすぼらしく、満足するには程遠い感じでしたが、近頃は栄養学の考え方も進み、食品のレパートリーが増えて、食事が楽しめる雰囲気が出てきたように思います。やはり精神面の安定は、栄養価の吸収にも良い影響が有るようです。

具体的に血糖値の上昇を、ゆっくりと遅らせる食べ方により、糖質分解ホルモンのインシュリン分泌を担う、膵臓が疲れないようにしてあげることが大切で、空腹で甘いものをとれば、吸収が早くそれだけで、血糖値が急上昇してしまいます。膵臓にも負担が大きくなり良くありません。そこで繊維質の多い野菜が活躍します。食事の食べる順序では、まず野菜を先にとり、胃にバリアを作ることで、繊維質に阻害され糖質の吸収がゆっくりとなり、インシュリンも少なくて済み、膵臓の負担も軽減されるということになるようです。いざ毎日の食事となると、慣れるまで多少努力してみては如何でしょうか。

其れからビールを飲むと太るとか、ぽっこりお腹を防ぐにはと雑誌にあり、出来たらいいなと思いましたが、アルコールの勢いもある中で、糖質の管理ができるかということらしいのですが、糖質と言っても実際の食物の中で、何が多いのか少ないのかを把握出来れば良いと思いますが、そんなに簡単なら誰でも出来ていると思いました。

又、あまり太ってくると、悪循環で運動が億劫になりやがて苦手意識が出て来るのではないでしょうか。体重が増えると動きが鈍く、ためしに懸垂などするとすぐわかります。という私も、ぶら下がり健康機にぶら下がっているだけで手がしびれてきました。結果、懸垂は一回で終了、こんなはずではと反省。

テレビである日、運動でも苦手な人は逆運動というやり方を紹介していました。これをやれば懸垂も、足腰の強化も無理なく出来るようになると言うのです。ご覧になった方もいらっしゃると思いますが、懸垂も踏み台を使い、上に上がった状態から、ゆっくり腕を伸ばしてゆくのを繰り返していると、筋肉がついて上がれるようになるらしい。足腰は階段を利用して行う、階段て登りのほうがきつそうですが、実は下りのほうが筋肉の負担が多く運動になるようです。下りの階段をゆっくり降りる。早いと意味がないそうです。ペダルふみも逆回転が良いとのことで、なんでもゆっくり行うほうが筋肉には負担があり効果的らしい。

しかし歳には勝てませんで、二年以上前ですが、一日おきに軽めのジョギングをしていたのですが、ある日、夜中のトイレに起きた時のことですが、両足がびりびりしびれて歩くのが大変でした。昨日まで何もなかったのにと驚きでした。しばらく様子を見たのですが、一週間経っても、しびれと痛みが引かず、病院へ行きました。検査結果は、脊柱管狭窄症と言われ、手術か、薬で様子を見るかの選択になりました。話では神経の圧迫を取るため骨を一部削るらしいと大変な手術なので、薬を頂いて帰りました。

一年過ぎても良くならず困り果てました。自分で治せるという本などを、二冊も購入しては色々試してみましたが、何も改善せず、ひざに痛みが出たり、足裏の感覚がおかしくまるで、こんにゃくの上を歩いているようで、仕方なく、かかりつけ医の紹介で手術をすることにしました。コロナワクチンも三回目が済んでいたのでコロナは心配ないだろうと考えていました。

手術後は削った組織が回復するのに三か月かかるので、その間はコルセットをしていることになりましたが、結局十六日間で退院できました。六月の暑さの中でしたから買い物などすると汗が止まらず不快でした。冬なら良かったのでしょうが、七月も考えるとたまりません。しかし八月は特例として、熱中症対策でコルセットは外しても良いことになり、ほっとしました、然し依然として足のしびれが残っているのです。全体的なしびれはなくなったのですが、部分的に足の裏や膝のあたりが以前と変わらない。手術後のMRI検査では、圧迫された部分が広がっていて、つい先生にお礼を言ってしまいました。然し入院の時に撮影した、頚椎のMRIで頚椎にも悪いところがあると、退院してからの診断で聞きました。頚椎にも神経の通り道が四か所も狭くなっており、二か所削れば良いそうですが、大きな不安の中お願いしました。原因は加齢とのこと。歳を取るとなる人ならない人、不思議ですね。頚椎は手のしびれや足の神経にも関与しているらしいので仕方ないと思いました。

血圧も五十代のころは、検査しても異常なく当たり前と思ってましたが、年々徐々に検診の度に、高めですねと言われるようになり、何かの間違いではと思ったりもしましたが、然し病院でも言われてショックでした。自分でも血圧計を買い求め計るようになりましたが知らない間に変わっているとは、管理が出来ていないという事ですね。言われてから塩分の摂取量に気を付けていたのですが、先日の健康診断で、先生から塩分の摂取量が減っていませんと、血液検査でわかるんですね。そこで私も次の検査までに少しでも下げようと考えています。検査結果は十グラムで、目標値は六グラムとのこと。普段の食生活を見直す必要があるので、いろいろ情報を集めました。なるほど栄養のバランスばかり考えていても、片手落ちであることがいっそう難しく思わされました。何時も美味しいと時々いただいている食品でも、気を付けてその食品の栄養成分表示を、確認するようにしたのですが、意外にも目標値の六グラムは厳しいものだと痛感しました。食品の減塩の仕方のレシピがあり参考にしていますが、せっかく美味しいものがと思いつつ、酢、柑橘系のしぼり汁、香辛料、ハムや竹輪、味付けの濃い食品などは、水やぬるま湯につけて、三分から五分でも塩抜きができ（もちろんその湯や水は捨ててください）、減塩対策になるそうです。毎朝いただく梅干しですが、なるべく塩分の少ないものを買い求めますが、食べる時は三回位水で洗い流してから、容器に入れ、酢を少々入れた水につけなおしていますが、其れでも食べると味はあまり変わりません。然し塩分は多少減っていると思うのでそうしています。御蔭で今は血圧も降圧剤を頂いていますが安定しています。

サルコペニア、ロコモシンドローム、パーキンソン、どれも加齢とともに心配になる嫌なもの、健診だけでは安心できない現代かも知れません。ある日突然という事もあります。嫌といっても難しいですが避けて行きたいですね。長生きしていればそれなりに良い薬も出てくる可能性があると思います。時々ですが鏡をのぞき、顔つきや、皺の増え方、姿勢はどうか、筋肉の衰え感をチェックすると、嫌にも老人性を強く感じるこの頃、笑顔だけは大事にしようと気持ちを新たにしています。

テレビや新聞で時々目にしますが、この間まで活躍していた、歌手、俳優、著名人、タレントさんの訃報を知る度、驚きと共に、早い時間の経過がつい、我が身も他人事ではなく歳を考えてしまいます。芸能人は別世界的な感じの中で、誰でもその日は来る、自分もその日は、必ず来るから心配せず棚の上にでも挙げておこう、人生悔いのないようにと、言う人もいますが、人間に欲がある以上、それは難しく悔いは必ず残る。人間は最後まで不完全であると言う人もあります。誰でも死は回避したいのが一般的と思います。考えているとストレスになります。

先日、長寿の人が流れに任せます、と言っていたが、生き方としてはなるほどと思いました。自分の生き方を模索しながら、加齢への不安と反省が増えたようだが、時間の無駄かもしれないので嫌なことはなるべく忘れるようにしています。普段からボケ予防として、クイズ番組、新聞のパズルクイズ、ナンプレクイズ、将棋、オセロゲーム、買い物でも、カードや、スマホ決済、小銭を気にせず便利でしたが、最近は釣銭を工夫し、小銭を作らないようにしています。釣銭になるべく五百円玉ができるようにして、五百円玉専用の貯金箱へ入れていますが、まだ少ないから入れたときの音が派手に響きます。

ＤＳゲーム機でたまに、脳年齢を試していますが、いい時と悪い時といろいろでした。以前は若い年齢が出て満足していましたが、チョットさぼっていると駄目なようです。

近所のカルチャーセンターで、高齢者に、脳トレとしてピアノを勧めていたので、読んでみると何となくできるかなと思い、週に二回通うことにしました。鍵盤など触ったこともない私です。

まずピアノの前に座る位置から、姿勢の在り方、ドレミが何処にあるのか、譜面の意味や音符の読み方、一々この音は何かを、ドレミファソラシドと言ってはこの音が、ラとか言ってる始末、曲を覚えるのになかなか進みません。本当にできるのか、役に立つのか疑問符がいっぱいでした。言われた通り弾くのですが、指がこわばって思うように動きません。三十代ぐらいの男の先生でしたが、小さい子供のころからやっていたとのこと。手本を見て違いに驚かんばかりでした。私は仕方なく無理に指を動かすからすぐ疲れました。曲に入る前に、必ず指先を、鍵盤に慣らす意味でしょうか、全部の指を使い鍵盤も端から端まで、行ったり来たりを繰り返していました。疲れてきたころ合いを見て、子供向けの曲ですが、音譜を読む苦労と、鍵盤探しでなかなか曲らしくならないのでか、短めに区切って宿題です。家ではキーボードを使い、何とか覚えようと練習、イヤホンを使い音が外に出ないようにして、覚えるのに苦労があり、確かに脳トレにはよさそうだ、続くかどうか不安もありましたが、曲らしく弾けると妙に満足感のようなものを感じ励みになりました。

然し、三か月が過ぎた頃、今までの先生が退職されて、先生が代りました。年代は同じ位ですが、女性の先生になり、教え方が全く違い戸惑いました。弾ける弾けないに関係なく、ピアノで聞いたことのある、知っている曲はありますかと言われたので、禁じられた遊びトルコ行進曲、エリーゼのために、と答えたのですが、これが間違いだったのでしょうか、それではエリーゼのために練習曲にします、と言って譜面を用意したのです。一瞬びっくりこの先生は正気なのか疑いたくなりました。今まで音符の数も多く、何が何だか分からない状況でした。見ただけでこれは私には無理と強く思いました。先生は出だしの音符を読み上げただけ、さあ弾いてみましょうと言わんばかりに見ていました。ミレミレと、私は言われたその音が鍵盤のどこにあるのか必死に探す始末。やっとその鍵盤を弾くと、その曲らしい音がしましたが、音譜と手が仲良く動くようになるにはと考えただけでため息が出ました。

家でも練習のモチベーションが上がらず、あまり練習もせず、結局やめてしまいました。時々は鍵盤に向かって指を動かす練習と、入門書を買って、簡単なものを弾こうと試しています。やはりピアノは三歳ぐらいから始めるものと痛感しました。近頃は覚えの悪さもあり、キーボードにはカバーがかかった状態が多く、時々掃除はしているがそのままである。

本来は二人でする将棋ですが、ソフトを相手に経験の浅い私は、めちゃくチャに負けている。入門書で勉強してみた、確かにいろいろなやり方が紹介されていたが、勝負勘とでもいうのか、それが付く迄は対局数を増やすしかないと思いました。ソフトの相手も弱い相手を選ぶんですが、全く歯が立ちません。そのうちイライラして終了します。

脳トレのゲームも慣れてくると、それなりに点数も上がりますが、暫くぶりにやると鈍っているのが悔しいですね。

其れから料理も脳トレになるらしい。準備から作る手順を考えるのがよいとか。自分の食べるものを仕方なく作っているだけだが、確かにいろいろなやり方があり、それなりに工夫してみたり、たまにテレビの料理番組を見るのですが、同じものは無理でも、一つ一つの食材の扱い方から何かヒントになればと見ていますが、結構参考になり助かっています。出来栄えは様々ですが、栄養的にバランスのとれた食事であれば良しとしていますが、作る手間暇を考えると、料理は楽しいなんて呑気なことも言ってられません。然し、肉を軟らかくするにはとか、野菜の処理の様々なやり方等、知って得したような気分もあり、何とか作っています。面倒そうな物はやらないことにしています。後片付けも、なるべく少ないように考えています。

テレビを見ていて気になるのが、黒い服で調理している姿、黒っぽい服で医療に携わる人、到底、衛生管理は無理なように思います。ファッションではありませんので、衛生管理の勉強を、ぜひやり直していただきたいと考えています。

黒いマスクも同様、汚れていても気が付きにくいし、柄の入ったものも、一見おしゃれな感じもしますが、虫が止まっていても解りません。格好でやっている訳では無いので、目的意識をはっきりしてた頂きたいですね。

衛生と言えば暑さと湿気で、コバエが増えているそうです。確かにテーブルの上などで見かけると不快になりますよね。スーパーなどはどうしても避けられない環境かと思いますが、先日、月に一度通院している病院で診察中、先生の机の上にコバエが散歩していました。あるメディアも取り上げていましたが、防御は難しいとのこと。主な注意点は悪臭や何かの匂いに敏感に寄って来るそうです。歩いていても衣服に止まりそのまま部屋に、或は、買い物袋に入り込み台所に到着、玄関のドア付近に待機していて入り込む賢さ。対策としては、酢を小皿に少し入れて、出そうなところに置いておくとコバエが沈んでいるとか。目の前に出てきた時は、取れそうで取れない事が多く、市販のコバエ専用のスプレーを用意しています。タイミングもありスプレーしたくない物も有りますので判断が必要です。スプレーできた時はどうだという感じで満足してます。然し、目の前に現れてからあたふたしていませんか、そこで先日良いものを見つけました。電気のコバエ取りです。なかなかの優れものと思っています。部屋の中にコバエが居ないのか居るのかは目の前に現れないとわからなかったのですが、この充電式のコバエ取りを置いておくだけで、いる場合は音を立てて落ちています。薬品など使っていないので匂いもありません。コバエ取りのスプレーは小さくて値段が高めですが、この電気式は税抜きで二千円弱でした。置いておくだけでの安心感があり良いと思いました。

とうとう定年で年金生活。でも年金だけでは生活は出来ません、仕事も探しましたがなかなか決まりません。離れたくはなかった東京の生活を諦めて、家賃の負担が少ない千葉県に越しました。当初は静かでのどかな街、空気も良く満足していました。仕事は満足ではなかったのですが取り合えず決めました。半年も経つと、何もない不便な所に気落ちしましたけど、早く、ここの生活に慣れるしかないと切磋琢磨して頑張ることに。東京の時から散歩は日課でしたから、家の近場を探索という感じで歩きました。歩いていると畑が随分ありまして、改めて見慣れない所に来たものだと気を新たにしました。この街に来て目についた事に、女性ドライバーの軽自動車が多く走っていました。何故かと思ったらこの街には、食料品のスーパーしかなく、生活用品の買い物には車が必要という訳です。私は以前、東京では車を持つことは全く考えていませんでした。所有していた時も月に一度乗るかどうかで、駐車場代が四万から五万円では負担ばかりで止めたのですが、又、仕方なく金食い虫と言われる車を考える時なのでしょうか。

以前の仕事は東京の老人ホームでの、利用者様の送迎の仕事をしていました。その頃はコロナもなく、六年間勤めました。介護施設の送迎が終わると、テーブルの整理や、その日のイベントの準備の手伝いをして午後は、後片づけを手伝ったり雑用をしてから午後の送迎が始まりました。そういう仕事の中で、介護職員の苦労は、半端ではなくこの仕事に深い情熱を持っていないと出来ないのではと強く感じました。利用者様も色々な人がいますから、慣れるまでは大変でしょう。人生の生きざま、終活とでも言うのでしょうか複雑な思いもありました。認知症のある方がほとんどですが、体の不具合で来ている人もいて、対等に話ができるんです。苦労話が多くなりますが、中には楽天的な人もいて、逆に励まされたりもしました。送迎に行くと大抵は、家族の人や付き添いの方がいますが、中には元気な足取りで、道端のきれいな花を摘み、車に乗り込んできて挨拶をしながら、同乗の利用者に花を上げる男性もいました。この男性は愛想が良かったのですがある日から入院のため、半年以上お休みになりました。そのうち退院したので、送迎に行く事になりましたが、見てびっくり別人のように痩せていました。奥さんが付き添い、車に乗り込むまで手伝っていました。車の中では気が付かなかつたのですが、施設の中では以前と違い態度が急変していました。大きな声で怒鳴り散らし、職員にすぐ手を上げたり、テーブルの湯飲みを、手で払いのけたりと職員も手をやき苦慮していました。人間てあんなに変わるものかと不思議にさえ思いました。

又、四十代の男性で、以前は柔道をしていたらしく縦横が大きな体で、ある日、仕事中に突然倒れ、手足がほとんど動かせずリクライニング付きの大きな車いすで、来ていましたが、送迎の時は、奥さんやお子さんが大奮闘していました。本人が悪いわけでもなく、突然の出来事、備えあれば憂いなしというがどんな備えが肝要なのか心しておければと思いました。

戦争の話になりますがロシアとウクライナの殺し合い、何とか止められないものか、どうすることも出来ないらしい。世界の国が友好国となる方向で、世界平和を目指して、手を繋ぐ、相当無理な話のようです。自国の勝利ばかりにこだわり、巨額の軍事費を使いミサイルを打ち、無差別な殺し合いをしている訳です。そんな軍事費をミサイルでなく、相手の国とて、幸せになる権利があるのだから支援をしてあげれば喜ばれるだろうし、殺し合いをして双方に何のメリットがあるのか。プライドとかメンツで、人殺しは間違いだと思います。大国が小さな国に考えが違うと、威嚇射撃をしたり、考えが狭すぎませんか。内政干渉も何故されるのか反発だけでなく、謙虚に話し合う機会を持てばと思います。すぐ軍事力に走り力を見せつける、其れでは進展は望めないと思います。戦争のたびに反省し、繰り返してはと言いながら、繰り返している全く進歩していないのが現状のようだ。

貧困に困っている国もある。地球規模で人類の平和を各国が目指したら良いのではないでしょうか。そう簡単にはと言われそうですが、人間は昔から殺し合いですよね。

時代とともに、自分もこの先、アルツハイマー型か、認知症を発症するかもしれない訳です、全く誰にもわからない、未知の世界かも知れませんが、その時は辛いとか、幸不幸も理解出来なく成っているかも知れません。それも人生です。健康はだれでも頭の隅にあるもの、病は予告なしにやって来る時が多いのではないか。

私もある朝、起床してからクシャミをしたのですが、何時もとその音が、変なのに気が付き、耳に原因があることが解りました。片方の耳だけが、少し聞こえが悪いようでした。そのうち治るだろうと、様子を見ていましたが、一週間経っても変わらないので、近くの耳鼻科に行きました。軽い中耳炎で鼓膜の内側に、何かの拍子で水が入ったのではと言われ、処置してくれたのですが、どうですかと言われて、何も変わりませんと言うと、二、三回通って見て下さいとのこと。週に一度で三回通いましたが、何も変わらず、自分でも何なのか全く解らず、その日の夕方、テレビを見ていたら、番組の中で、今日は突発性難聴についての話があり、見ていると自分の症状と話が重なるのです。そして大きなショックを受けました。発症したら二週間以内に薬を投与すれば効果があるそうです。結局おかしいと思ったら二週間以内に受診することだそうです。私は一か月が過ぎていました。慌てて別の耳鼻科に行きましたが、そこでは突発性難聴ですと言われ、何故もっと早く来なかったのですかと、返答に困りましたが先生に薬を服用してみますかと聞かれ、半信半疑試してみますと言って、服用しましたが手遅れでした。その後もショックでしょうが、これは治りませんと言われて終了しました。しかし、五年後に別の病院で検査した際、難聴はなく、誤診か、治ったかと解りホッとしました。カラオケに希望が！

色々解らないことがあるから、楽しいのかも知れません。未来に向かって前向きに明るく生きていく、死ぬまで働き、学び、遊ぶ、この様に出来たらと思います。其れには何といっても健康が大切です。軽い運動をした時の晩酌は、やはり一段と美味しく感じます。一日が無事に終了したという満足感もあるからかも知れません。私はつい飲みすぎて、睡眠の質を落とさないようにと控えめにしていますが、皆さんは如何でしょうか。

毎朝、起床の前に寝床で、思いっ切り背伸びをしていますが、心地よく体にも良いそうです。ところが私は力の入れすぎでしょうか、足の筋肉が吊る痛みに襲われることが有り、手加減も必要なのかと老体に気を使っています。背伸びの時に上げた腕を見て、年寄りらしいざらざらとした皺のある腕、サプリのコラーゲンも残念ながら効果が見えません。

一人暮らしの私は、声を出す機会が非常に少なく、買い物でも品物もって支払いを済ませて帰ってくるだけ。いざ電話などで話をするとき、先方から声が小さいのですがと言われる時があり、注意する様にしていますが、声そのものが出しにくくて、自分でもイライラする時が有るのです。ですから常々声を出すよう意識はしますが、思うようには行きません。私は一人カラオケが好きで、以前は月に二回のペースで通いました。所が、引っ越しを境に、地元近所に店がないのです。いちいち電車で隣の駅まで行かないと歌えません。なんと不憫な所にとがっかりしています。カラオケで思いっ切り唄いこんで来ると、最初の一曲目は特に歌にならず、声を出すのに苦労しては、つぎの曲に行きますが、徐々に声が出てくるのが解ります。四曲目位から思うように歌えるのです。行くと大体、三十曲位唄ってきますが、ストレス解消で帰宅途中は、爽快感に浸っている感じで満足なのですが、電車の待ち時間など考えると時間の無駄が気になってきます。歌で声を出してきたおかげで、翌日は声が楽に出るので自分でも驚きます。それが日が経つにつれ声が、出にくい元の状態に戻ってゆくのは残念ですが、最近はコロナの影響もあり、三年間のご無沙汰になっています。行くと必ず自分の歌を録音してきますが、聞いていると色々と気が付くことが多く楽しいのですが、近頃は唄っていないので聞くのも、下手な歌ですから煩わしくなって来ました。

鏡に映る二の腕の、細さが弱々しく自分の腕にしては情けない思いに駆られ、何とか筋肉がつかないものかと色々な運動を試してみたが、決め手がない中、先日テレビで丁度二の腕の鍛え方を見る事が出来た。教えている人は、筋肉がムキムキの人で、どこか期待できそうな感じがしました。

早速に実施してみると、筋肉が弱っているのか、可成りきつかったが続けられれば効果がありそうである。若い人が夏の日差しを受けて、ジョギングやマラソンの練習だと思うが、走っているのを見ると、元気が有って良いなーと強く感じる。日に焼けた黒い脚からは、逞しさや健脚ぶりに魅了されます。

私も五年前までは走っていましたが、脊柱管狭窄症で、足の感覚が正常でなく、散歩はしていますが、酔っ払いが歩いている状態です。脊柱管の手術に続いて、頚椎の手術もしましたが、足の裏の感覚が、術後、半年以上たちますが、相変わらずで走ることはできません。夏の暑い日でも時々散歩していますが、足だけでも日に焼けた黒い脚になろうと、近くの遊歩道を歩いています。遊歩道ですから、運動や健康に感心の強い人はよく来ています。年配の方や、若い人も短パン姿で、結構、日に焼けており頑張っている姿から元気を貰っています。私もサングラスをして半袖のトレーニングシャツに短パン姿で、いかにも走りそうな感じなのですが、弱弱しく歩いています。近くを走り抜けて行く人を見るたび、羨ましい限りです、時間を掛けても又走りたいとの思いは変わりません。この姿で歩いていると、心身共に少しは若くなったような気持ちでリフレッシュ出来たのでは。出かける時は紫外線対策も考えて、適当に日焼けも楽しみ、足元も、もやしではなく健脚色に満足しましたが、加齢のせいでしょうか、翌年になっても、思っていたより薄くなっておらず、こんなものかと思っていたら、なんと顔に一円玉ぐらいのシミが出来ていてびっくり、焦りました。目じりから下に三センチぐらいの所に一円玉くらいのシミ、さっそく近くのドラッグストアで、男性用のシミ対策成るものを購入して対処したら、一年ぐらいで大分薄くなりました。

内容はそれますが、今は殆どの方がマスクをしていますが、マスクにも一長一短があるようです。テレビでも取り上げていましたが、コミュニケーションの上で、確かにその人の表情が分かりにくい事から、意思の疎通が軽薄に成るのではないでしょうか。余談ですが毎月一度の通院をしていた病院で、目のきれいな看護師さんがいたのですが、ある時マスクを外して何かやっていたのですが、私が勝手に描いていたイメージとかけ離れたイメージを感じました。確かにきれいな方でしたが、マスク一つでこうも変わるのかと思いました。私も髭が濃くなるのが速く、剃るのを忘れたりするとマスクの恩恵にあずかったりします。しかし不精になっては駄目ですね、黒いマスクなど余計心配ですね。日焼けを楽しむのも良いのですが、年齢を考えて、適当にしないと、シミだけでなく皺も増えていくらしい、私も反省しています。

栄養面ではビタミンC等も良いのかも知れません。食事には栄養素のバランスがうまく取れているのか、時々考えますが、何をどのように料理したら美味しいのか、あまり考えていると、楽しく食べたい食事が難しくなり、アルコールなどが入ると、どうでも良く成ってしまい、後になって、油物が多かったかなとか、塩分は摂り過ぎていないだろうか、気になるこの頃。

私は歯の具合も追い打ちを掛けて来ています。昔、治療したところが、ガタガタして来て、今度、歯医者に行ったとしたら、恐らく総入れ歯なんて話が出そうな気がしているが、憂鬱になるのでなるべく忘れる様にしている。それだけ食後の手入れには時間を掛けています。歯間ブラシや糸ようじと、悪くなってては遅いのですが、治療に行く日を少しでも後に出来たらと、苦労しています。入れ歯もピンからキリまであるらしい、高いものは、フィット感がよく、食感や味も違うらしく長持ちするようだ。無駄に考えるのは止す事にした。

其れと歳と共に白髪が増えている、以前は目立つのを見ては、ピンセットで抜いていた。すぐ抜けると満足度も上がっていましたが、近頃は増える速さが勝っていて、目が疲れるので止める事にしている。私の住んでいるところは、電車が近くを通るため、時々テレビなど聞きにくく煩わしさを感じている。駅までは五分と近くて助かるが、結構、油断して乗り遅れたりもする。あほの反省です。

パソコンも便利ですが、ぺんを使用して紙に文字を書き込むほうが、人間の脳には大変に良く脳トレにもなるそうです。私も以前から日記を付けていますが、近頃は漢字を思い出すのに苦労したり、書いた後にこんな文字で良かったかなと、調べたりするととりごし苦労の時と、間違っていたり、時間がかかるようになりました。

六月の半ばだというのに、三十五度以上の猛暑日が有り、寝苦しい一夜を過ごした人も多かったのではないでしょうか。体調管理も解っている様で難しいと思うこの頃です。梅雨時は仕方のないことですが、朝に目を覚ますと、外から雨の音が耳に入り又かと憂鬱になります。

話は変わりますが、テレビで取り上げていたのですが、癌の宣告を受けた人の気持ちはどのようになるのか、自分の周りの世界が変わっていくようだけど、変化しているのは自分なのだという中で、当事者でないとわからないことも多いはず。しかし現実にはものの見方や考えが急転換するのではないだろうか。良い方向性を考える中でストレスも強くなる、難しい問題の中で、同じような環境の人との交流が出来たら良いそうですが、いざ入院となれば俎上の鯉、謙虚に過ごすしかありません。完治する見込みが有れば、精神的にも強くなれそうですが、早く良い薬が開発できたらと思いました。外は薄暗く、天気一つで、人間の気持ちに及ぼす影響は大きいが、時間は進む中でガンバルンバと言う所でしょうか。

俳句の好きな人は、通常は嫌な場面でも、素敵にお洒落な表現を考えるものだと感心します。俳句、作詞、作曲などできたら楽しいだろうけど、楽器が全く無理なので話になりませんが、これからは人工知能を駆使して、いろいろ著作権やら問題も多いようですが、楽しさが膨らむ方向で検討して行けたら素晴らしいと思います。

ＡＩも軍事利用を考えているようで、独占欲の強い人間には世界平和などはかなり遠いもの。人間には欲があるから永久に無理なのかもしれない。

ガソリン代も高く、年金も明るい話はない、歳とともに弱る体力、軽めの運動で痛む足腰、七十四歳にもなると停電中の中での終活という感じがしました。塩分も晩酌も控えめで、つまらんことを頭の中でこねくり回し、体の動きが伴わない。物事のネガティブな考えに、日々反省する次第。

金持ちは金を使ってストレス解消、貧乏人は金を使いストレスを蓄えても求める幸せは同じようなもの、健康第一で行きたいと思います。

嘆き節からもっとポジィティブな方向変換をして行きましょう。

【著者プロフィール】柏木 ひろし

千葉県生まれ。
27歳で団地が抽選で当たり、葛飾区そして墨田区の団地に住み、66歳の定年を機に現在千葉県に戻った団塊の世代です。

人生いろいろ

発行日　2023年11月14日　第1刷発行

著者　柏木 ひろし

発行者　田辺修三
発行所　東洋出版株式会社
〒112-0014　東京都文京区関口1-23-6
電話　03-5261-1004（代）
振替　00110-2-175030
http://www.toyo-shuppan.com/

印刷・製本　日本ハイコム株式会社

許可なく複製転載すること、または部分的にもコピーすることを禁じます。
乱丁・落丁の場合は、ご面倒ですが、小社までご送付下さい。
送料小社負担にてお取り替えいたします。

©Hiroshi Kashiwagi 2023, Printed in Japan
ISBN 978-4-8096-8694-8　定価はカバーに表示してあります

ISO14001 取得工場で印刷しました